ANALYSE DE L'EAU MINÉRALE

d'une nouvelle Source à

BALARUC-LES-BAINS

Source BIDON

PAR

A. BÉCHAMP

PROFESSEUR A LA FACULTÉ DE MÉDECINE DE MONTPELLIER ;
CORRESPONDANT DE L'ACADÉMIE DE MÉDECINE.

MONTPELLIER

TYPOGRAPHIE DE BOEHM ET FILS, PLACE DE L'OBSERVATOIRE
ÉDITEURS DU MONTPELLIER MÉDICAL.
1873

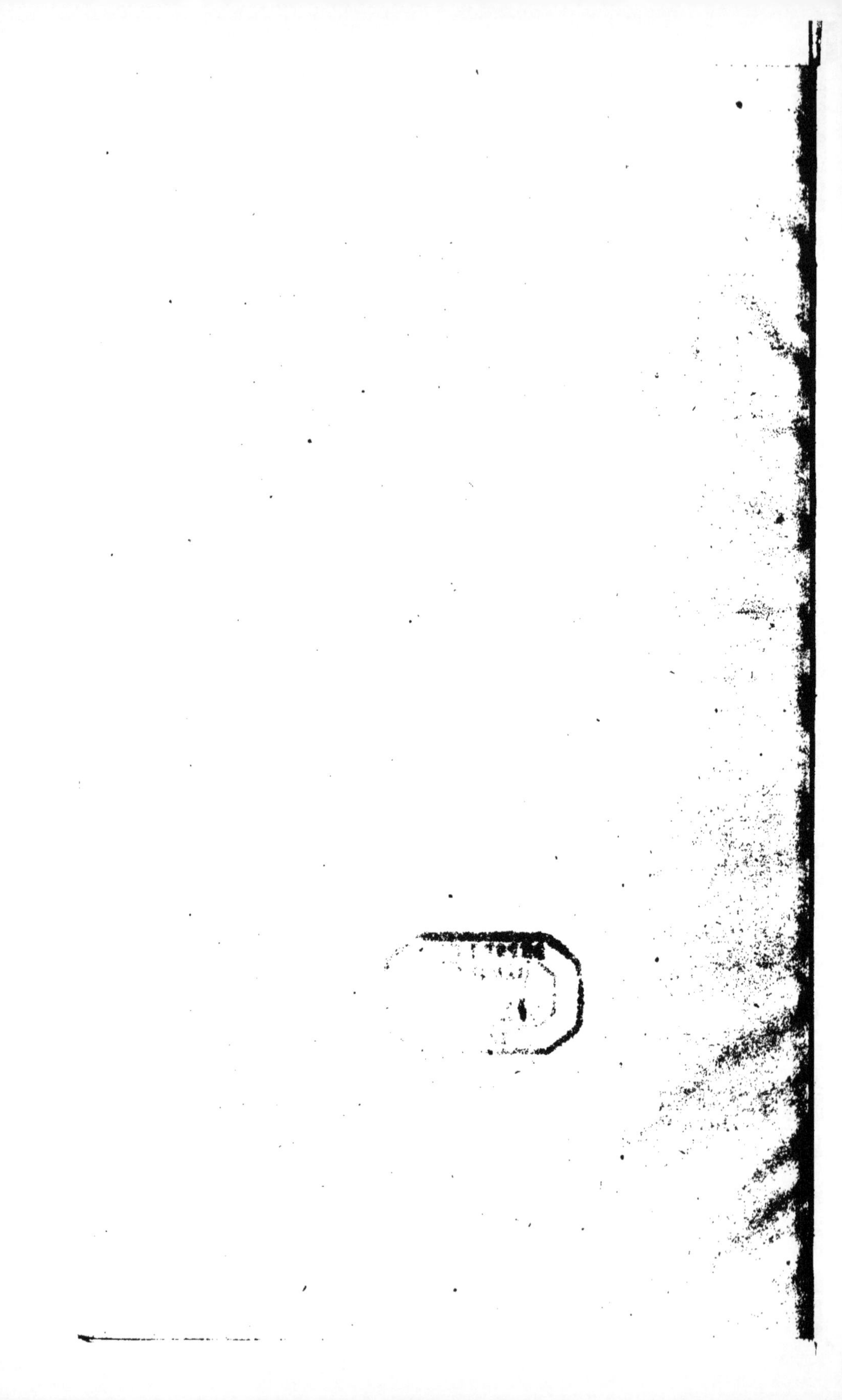

ANALYSE DE L'EAU MINÉRALE

d'une nouvelle Source à

BALARUC-LES-BAINS.

—

Source BIDON

par M. A. BÉCHAMP.

———

Pendant longtemps, on n'a connu et exploité à Balaruc qu'une seule source ; c'est celle dont, de 1859 à 1861, j'ai analysé les eaux [1]. Il est résulté de ce travail que cette eau minérale est de la même famille que celles de Bourbonne-les-Bains et de Wiesbaden, dont la réputation et la valeur thérapeutique sont si grandes.

La source qui a fondé la réputation de Balaruc-les-Bains n'est plus seule aujourd'hui. Il est rare qu'une station hydro-minérale ne soit alimentée que par une seule source ; Balaruc en possède maintenant trois. En 1868, la municipalité de cette localité fit exécuter des sondages non loin de l'ancienne ; il en résulta la découverte de celle qui fut nommée « Source Communale ». L'analyse en fut faite par M. le professeur Chancel, qui y trouva les mêmes matériaux, sensiblement en même quantité que dans l'eau de l'ancienne source ; il en est ainsi, du moins, des éléments dosés par ce savant, car il n'y a pas cherché ou n'y a pas trouvé tous ceux que j'avais indiqués dans mon analyse.

———

[1] *Montpellier médical*, tom. VI, pag. 393.

Les choses en étaient là, lorsque vers l'année 1871, M. Bidon fit à son tour un sondage dans sa propriété, lequel amena la découverte d'une troisième source, celle dont il est question dans ce Mémoire. M. Aguillon, ingénieur des mines, a en quelque façon assisté à sa naissance. Je dois à son obligeance la Note suivante, qui contient des renseignements qu'il est intéressant de conserver. C'est une bonne fortune pour mon travail que des données de cette importance aient été recueillies par un homme aussi compétent que M. Aguillon.

Voici la note du savant ingénieur.

« *Situation de la Source.* — La source du sieur Bidon est au sud-ouest de la source ancienne, dans une direction N. 53° E. du centre du réservoir où se réunissent les eaux de cette source, et à 58 mètres de ce centre dans la direction qui vient d'être indiquée.

» Les nouvelles eaux ont été trouvées à la suite d'un sondage dont la partie supérieure a été ultérieurement transformée en puits.

» *Terrains traversés.* — D'après les notes relevées par l'entrepreneur durant son travail, et les échantillons qu'il m'a communiqués, les couches traversées ont été successivement les suivantes :

COTES rapportées au niveau moyen de la mer.	NUMÉROS des couches.	NATURE DES COUCHES.	ÉPAISSEUR des couches.
Cote du sol + 0^m,86			0
—0^m,56	1	Argile vaseuse noirâtre, mêlée de débris divers....................	1^m,42
—0^m,86	2	Tuf calcaréo-marneux, médiocrement consistant et mal formé, grisâtre, empâtant de nombreuses tiges de végétaux, renfermant des débris de coquillages, — paraît passer au sable coquillier en s'avançant vers l'Est...................	0^m,30
—1^m,21	3	Argile vaseuse noirâtre..........	0^m,35
—4^m,06	4	Argile jaune, un peu rougeâtre, plastique, — devient en profondeur plus rougeâtre et grèseleuse.....	2^m,85
—4^m,31	5	L'argile grèseleuse passe à un gravier mêlé de peu d'argile..........	0^m,25
—4^m,46	6	Poudingue grossier, médiocrement formé, de graviers calcaires avec ciment rare d'argile calcaire jaunâtre — (les cailloux sont presque uniquement des morceaux de calcaire analogues aux calcaires oxfordiens du Pech d'Aix aux angles à peine émoussés)........	0^m,15
—4^m,76	7	Sable gris-jaunâtre, très-coquillier..	0^m,30
—5^m,01	8	Poudingue à ciment calcaire, consistant, assez bien formé et aggloméré, — à cailloux, comme ceux du n° 6.....................	0^m,25
—5^m,21	9	Gravier analogue au n° 5.........	0^m,20
—6^m,21	10	Argile jaune rougeâtre, plastique, analogue au n° 4.............	1^m, »
		Poudingue à pâte calcaire bien aggloméré et très-résistant........	Épaisseur minimum a été fixée sur 2^m.
Fond du sondage —8^m,21			
Profondeur du sondage... 9^m,07		Total.......	9^m,07

Les couches 1, 2 et 3 sont des dépôts récents, plus ou moins contemporains, correspondant aux alluvions marines ou atterrissements marins modernes ou contemporains, ou terrain moderne ou contemporain, en un mot.

» Les couches 4 à 10 nous paraissent correspondre plutôt aux alluvions marines ou atterrissements marins anciens, ou terrain quaternaire.

» La couche 11 pourrait bien appartenir déjà au terrain tertiaire et correspondre aux couches que l'on peut observer au sommet de la falaise qui borde l'étang au nord de Balaruc, couronnant le calcaire moellon.

» Toutes ces couches, bien qu'à peu près horizontales, ont paru présenter dans le travail d'approfondissement une faible inclinaison vers l'est.

» *Eaux rencontrées.* — De premières infiltrations d'eaux, sans importance, furent rencontrées dans les parties supérieures, probablement au voisinage de la couche n° 2.

» Un niveau fort abondant fut rencontré dans la couche n° 7 : l'épuisement amené à ce niveau, l'entrepreneur a cru reconnaître que les eaux venaient par nappes du sud et surtout de l'ouest.

» Des différences observées dans les températures et d'autres circonstances spéciales, inutiles à rapporter ici, semblent indiquer qu'un autre niveau, ou du moins que d'autres eaux ont dû être rencontrées au-dessous de ce premier niveau, au contact peut-être de l'argile n° 10 et du poudingue n° 11.

» *État de captage.* — Le puits, qui a remplacé le sondage dans les parties supérieures, a été foncé régulièrement jusqu'à la couche de poudingue n° 6, c'est-à-dire $6^m,17$ au-dessous du sol (cote $4^m,31$) et de là prolongé par un puisard irrégulier jusqu'à la couche n° 8, dont la dureté a précisément fait renoncer à poursuivre l'approfondissement au-delà.

» On a fait le captage de la nappe de la couche n° 8 en se bornant à revêtir les parois du puits d'une chape de $0^m,50$ de béton en bonne chaux hydraulique qui sépare les eaux tout à fait superficielles. Le puits rectangulaire a $2^m,10$ sur $1^m,35$ dans œuvre à sa partie supérieure, sur $1^m,52$ de hauteur à partir du sol, et à sa partie inférieure $1^m,05$ sur $1^m,35$. La chape en béton descend jusqu'au bas de la couche d'argile n° 5, à 5ᵐ,92 au-dessous du sol (cote 4ᵐ,06), et repose sur le banc de poudingue n° 8, par l'intermédiaire d'enrochements calcaires qui traversent les couches nᵒˢ 5, 6 et 7, et à travers lesquels arrivent les eaux de la nappe.

» Nous laissons de côté, dans cette description sommaire, deux tuyaux en tôle engagés dans le bétonnage, et dont l'un est le trou de sonde primitif; il était sans intérêt de les mentionner plus spécialement ici.

» Les eaux s'écoulent vers l'étang par un canal de fuite ouvert sur la paroi sud du puits, près de son angle sud-ouest ; le seuil de ce canal de fuite est à la cote de 0ᵐ,195 au-dessus du niveau moyen de la mer, ainsi que cela a été déterminé avec beaucoup d'exactitude le 2 avril.

» *Remarques sur les observations faites sur ces eaux.* — Différentes observations ont été faites par nous sur ces nouvelles eaux les 8 et 13 janvier et 20 mars, et par le garde-mines le 2 avril.

» Lors de nos observations de janvier, le puits était encore en fouilles, aucun bétonnage n'était commencé ; les eaux n'avaient aucun écoulement préparé à la partie supérieure. En mars, le captage tel qu'il vient d'être décrit était terminé ; mais l'écoulement se faisait à une cote de près de 20 centimètres au-dessus de celle où il se fait aujourd'hui, et qui a été déterminée ci-dessus.

» Les observations que nous avons faites ou fait faire aux dates ci-dessus indiquées, sont incomplètes et manquent de précision. Les lacunes que nous regrettons d'être obligé de laisser dans ce travail proviennent en partie des difficultés litigieuses que nous avons rencontrées à Balaruc en janvier, des empêchements mis par le sieur Fayard à l'accomplissement de notre mission, et qui ont finalement donné lieu aux réclammations qu'il a présentées contre le travail du sieur Bidon ; nous ne comptions, en effet, et nous ne pensions être en mesure de faire des observations soignées, méthodiques et régulières, que lors des expériences que nécessitaient les réclamations du sieur Fayard ; le silence gardé par l'Administration supérieure sur nos propositions à ce sujet ne nous a pas permis de faire ces observations. D'autre part, la plupart des observations que nous avions faites sur le niveau des eaux sont devenues aujourd'hui sans valeur : l'entrepreneur du travail Bidon a eu la maladresse de déplacer, et finalement de faire disparaître notre repère provisoire avant que ce repère ait été rejoint à notre nivellement général et que nous en eussions déterminé par conséquent la cote au-dessus de notre plan général de comparaison, le niveau moyen de la mer.

» Sauf pour les observations faites le 2 avril, toutes les cotes de niveau données par rapport à ce niveau général ne peuvent l'être que très-approximativement.

» C'est sous le bénéfice de ces remarques que nous donnons les observations qui suivent.

» *Température et niveau des eaux de la source* BIDON. — **Nous** avons relevé les températures suivantes :

DATES de l'observation.	TEMPÉRATURE de l'air.	TEMPÉRATURE de l'eau.	OBSERVATIONS.
8 janvier..	9°,5	13°	Le puits est en fouille.
13 — ..	13°	17°,1	—
20 mars....	11°	19°	Captage terminé.
2 avril....	16°,1	18°	— Écoulement abaissé.

» De pareilles indications à Balaruc ne peuvent avoir quelque valeur, on le sait, que tout autant qu'on puisse en même temps indiquer les circonstances atmosphériques, non pas tant celles qui règnent au moment même de l'observation que celles qui, régnant depuis quelque temps déjà, ont pu agir comme causes perturbatrices du régime des eaux : c'est ce que nous ne pouvons faire, et nous devons nous borner à indiquer les cotes de niveau des eaux de l'étang qui, on le sait aussi, peuvent donner une indication des principales circonstances atmosphériques agissant comme causes perturbatrices, mais non une mesure de cette influence.

» Ces cotes de niveau de l'étang par rapport au niveau moyen de la mer ont été relevées :

Au 13 janvier, de — $0^m,15$. (Vents N.-N.-O. régnant depuis quelque temps).

Au 20 mars, de — $0^m,08$.   Id.

Au 2 avril, de + $0^m,11$.

» Nous citons également, à titre de comparaison, les observations faites aux mêmes dates sur le puits Communal.

DATES.	TEMPÉRATURE observée.	COTE DU NIVEAU au-dessus du niveau moyen de la mer.	ALTITUDE au-dessus du niveau de l'étang.
13 janvier......	$18^o,8$	+ 0,441	$0^m,591$
20 mars........	$18^o,4$	+ 0,450	$0^m,570$
2 avril........	18°	+ 0,600	$0^m,490$

» Je rappelle d'ailleurs que dans les observations faites du 18 avril au 10 juin 1871, j'avais trouvé au puits Communal des températures variant de 25° à $27^o,7$ et des cotes de niveau variant de $0^m,328$ à $0^m,348$; je dois en même temps rappeler que le premier trimestre de 1872 a été exceptionnellement pluvieux, tandis que la période de nos observations de 1871 a été sous l'influence d'une époque plutôt sèche que pluvieuse.

» Le déplacement du repère provisoire ci-dessus signalé ne me permet malheureusement, quant au niveau des eaux Bidon, de ne donner que ce seul renseignement suffisamment précis pour être noté ici : le 2 avril, le seuil du canal de fuite étant, comme il a été dit, à la cote de $0^m,195$, le niveau des eaux dans le puits était à la cote $0^m,240$. Mais je dois dire que d'après les renseignements qui m'ont été donnés, lorsque le canal de fuite n'était pas encore ouvert, les eaux, sous l'influence de vents du sud persistants, auraient débordé par-dessus le sol, c'est-à-dire se seraient élevées à la cote + 0^m,86 environ au-dessus du niveau moyen de la mer : les observations ci-dessus données pour le puits Communal rendent cette assertion parfaitement plausible.

»*Débit de la source* BIDON. — Le 20 mars nous avons fait diverses expériences pour apprécier le débit de cette source.

»L'état du canal de fuite ne nous ayant pas permis d'y établir un déversoir, encore moins d'y installer un mode de jaugeage par mesures directes, nous avons d'abord cherché à apprécier le débit utilisable à un niveau déterminé sensiblement égal à celui du seuil actuel du canal de fuite, à la cote de + 0,19 environ au-dessus du niveau moyen de la mer. Deux opérations faites à dix minutes d'intervalle, avec une pompe Letestu, ont donné, l'une 96 et l'autre 87 litres à la minute, soit 90 en moyenne. L'erreur est ici plutôt par excès que par défaut ; mais une autre expérience a prouvé qu'un débit de 70 litres à la minute était notablement inférieur au débit utilisable à ce niveau : les eaux remontent sensiblement en effet lorsque la pompe était manœuvrée avec une vitesse conforme correspondante à peu près à ce débit.

»Les incertitudes dues à une pareille méthode avec des pompes mues à bras nous obligent à donner tous ces détails et à rester dans ces limites d'incertitude.

»Le niveau de la source ayant été abaissé par la pompe d'épuisement, nous avons profité de la remonte pour observer les débits moyens apparents de la source se mettant elles-mêmes en charge au-dessus de son niveau d'émergence. Le réservoir étant parfaitement étanche, il n'y a pas de perte en effet à craindre, mais une diminution dans la venue d'eau à mesure que le niveau s'élève et que la charge augmente. Le niveau a passé de la cote — 1,58 à + 0,66 en 9 minutes, l'eau occupant, en ce temps, un volume de 1,304 mèt. cub., soit avec un débit moyen de 145 litres par minute ; en 47 minutes, l'eau a passé de la cote

—0,03 à + 0,47, en occupant un volume de 3,542 mèt. cub., soit avec un débit moyen de 75 litres à + 0,47 en occupant par minute.

»Ces différents chiffres concordent autant qu'on peut l'espérer dans des circonstances si différentes et avec des méthodes d'observation aussi imparfaites que celles que nous avons employées.

»Ces résultats, tout imparfaits qu'ils soient, mettent en évidence le fait naturel, si général, de la décroissance rapide des débits à un niveau donné à mesure que ce niveau s'élève ; ils montrent également la possibilité de tirer aisément de ce puits de 150 à 200 mètres cubes d'eau par jour ; notons en effet que nous n'avons pas fait d'observation au-dessous du niveau de — 1,58, la pompe d'épuisement dont nous disposions ne nous ayant pas permis de pousser plus loin l'épuisement.

» L'entrepreneur prétend que lorsque, dans le courant du travail, il maintenait les eaux au fond du puits au moyen d'une locomobile, les pompes débitaient à raison de 500 mètres cubes par jour (24 heures); les observations qui précèdent rendent cette assertion parfaitement plausible.

»Montpellier, le 7 avril 1872.»

Telle est l'histoire de la découverte de la troisième source de Balaruc-les-Bains.

Une première analyse a été faite de ses eaux au printemps de l'année 1872, lorsque le captage, dans les conditions qui viennent d'être rapportées, était déjà terminé depuis quelque temps. Cet examen montra que la nouvelle source était sensiblement aussi minéralisée et de même composition que l'ancienne. Toutefois cette opération ne fut pas considérée comme définitive, parce que le premier trimestre de 1872 avait été exceptionnellement pluvieux.

L'analyse que je vais rapporter a été préparée à la source, dans le mois d'octobre de la même année. De nombreux baigneurs avaient déjà usé de ces eaux en bains et en boisson. La source était sans cesse épuisée pour les besoins du service de l'établissement.

DES PROPRIÉTÉS ET DE LA COMPOSITION CHIMIQUE DE L'EAU DE LA SOURCE BIDON.

La limpidité de l'eau minérale est parfaite. — Elle se conserve avec cette qualité dans les bouteilles bien fermées. Après une année, il ne s'y était formé aucun dépôt. Sa *conservation* peut donc être considérée comme indéfinie, et elle pourra aisément être transportée au loin.

Elle ne mousse pas ; pourtant, comme nous le verrons, elle contient des gaz, de l'acide carbonique, de l'azote et de l'oxygène en dissolution.

Son *odeur* est sensiblement nulle.

Sa *saveur* est franchement salée, un peu amère, mais non désagréable. Elle est aisément supportée par l'estomac, et son absorption facile, ce qui peut être attribué aux gaz qu'elle tient en dissolution.

Sa *densité* est telle qu'un litre pèse environ 1005 grammes, la température de l'eau minérale et celle de l'eau distillée étant l'une et l'autre à 18 degrés.

La méthode d'analyse que j'ai appliqué est celle que j'ai développée dans mon Mémoire sur l'ancienne source. J'y renvoie donc, sans insister sur les détails ; je dirai seulement que le cuivre et le brome y ont été constatés avec le plus grand soin, et qu'ils y existent certainement J'ai d'autant plus insisté sur la présence du cuivre dans l'eau minérale nouvelle, que son existence avait été mise en doute. On disait que le métal découvert dans l'ancienne source pouvait avoir pour origine les becs de cuivre des lampes à gaz employées pour l'évaporation de l'eau minérale. Cette objection était vaine, puisque dans la première analyse je n'avais pas employé le gaz pour évaporer, mais simplement le feu de charbon[1].

---

[1] Il n'est pas inutile de rappeler ici qu'en appliquant à la recherche du cuivre dans l'eau de l'étang de Thau, non loin des bords duquel sont situées les source de Balaruc, la méthode qui a permis de découvrir le cuivre

Le brome peut aisément être décelé dans moins d'un litre d'eau. Il suffit d'évaporer l'eau minérale avec une petite quantité de potasse caustique, de séparer autant que possible le chlorure de sodium, qui cristallise. Les eaux mères desséchées laissent un résidu que l'on épuise par l'alcool. La solution alcoolique, évaporée à son tour, donne un nouveau résidu dans lequel on recherche le brome par les procédés connus.

Il y quelques années, j'ai découvert l'acide acétique et le butyrique dans quelques eaux minérales. Le procédé que j'ai décrit dans mon analyse de l'eau de Vergèze et dans celle d'Euzet, appliqué à l'eau de la troisième source de Balaruc, ne m'a pas fourni d'acides organiques volatils.

Cela posé, voici les éléments minéralisateurs de la nouvelle source rapportés à **1000** centimètres cubes d'eau à **18** degrés.

Acide carbonique.........	0,7450
— silicique...........	0,0320
— sulfurique........	0,6150
— phosphorique.....	traces
— nitrique..........	—
Chlore...............	4,3400
Brome...............	0,0060
Potasse...............	0,1400
Soude...............	3,2730
Lithine...............	traces.
Chaux...............	0.6080
Magnésie...............	0,4205
Peroxyde de fer.........	0,0019
Alumine...............	0,0003
Oxyde de manganèse.....	traces
— de cuivre.........	—
Oxygène.......	2^{cc}3
Azote..........	15^{cc}7

---

dans l'ancienne source, à l'époque de son analyse et pour contrôler celle-ci. ce métal n'y a pas été découvert. Je m'étais même servi de ce fait comme d'un argument pour démontrer que les sources minérales ne communiquent d'aucune façon avec l'étang.

En tenant compte des remarques que j'ai faites dans mon Mémoire concernant l'ancienne source, j'ai calculé, à l'aide des nombres précédents, la composition théorique suivante, dans laquelle je suppose que l'acide carbonique est en partie combiné sous forme de carbonates neutres, et les autres sels à l'état anhydre, savoir:

Chlorure de sodium......	6,1910
— de lithium......	traces
— de cuivre.......	—
— de magnésium...	0,7885
Bromure de sodium......	0,0080
Sulfate de potasse........	0,2591
— de chaux........	0,8432
Carbonate de chaux......	0,4657
— de magnésie...	0,1735
Nitrate...............	traces
Phosphates.............	—
Silice................	0,0320
Alumine...............	0,0003
Sel de manganèse........	traces
Peroxyde de fer.........	0,0019
	8,7632
Acide carbonique libre et à l'état de bicarbonates...	0,4502
Oxygène et Azote.	

Comme contrôle de cette analyse, j'ai surtout cherché à déterminer la quantité de résidu fixe qu'abandonne l'eau minérale évaporée au bain-marie et ensuite desséchée au bain d'huile à 150° Plusieurs déterminations ont donné pour moyenne le nombre de 9^{gr},4, qui diffère de 0,6368 de la somme calculée ci-dessus. Cette différence ne tient certainement pas à des pertes pendant les dosages, mais plutôt à l'imparfaite dessiccation du résidu de l'évaporation. En effet, si l'on calcule l'analyse en supposant que l'acide carbonique est à l'état de bicarbonate dans l'eau, et le sulfate de chaux à l'état cristallisé, on a :

Composition de l'eau minérale en supposant l'existence des bicarbonates et du sulfate de chaux hydraté.

Chlorure de sodium......................	6,1910
— de lithium......................	traces
— de cuivre......................	—
— de magnésium......................	0, 7885
Bromure de sodium......................	0, 0080
Sulfate de potasse......................	0, 2591
— de chaux : $SO^3CaO2HO$...........	1, 0414
Bicarbonate de chaux CO^2CaOCO^2HO......	0, 7545
— de magnésie CO^2MgOCO^2HO..	0, 3000
Nitrate......................	traces
Phosphates......................	—
Sel de manganèse......................	—
Silice......................	0, 0320
Alumine......................	0, 0003
Peroxyde de fer......................	0, 0019
	9,3767
Acide carbonique libre......................	0, 1600
Somme des matières minérales pour 1000^{cc}..	9, 5367

Oxygène 2^{cc},3. Azote 15^{cc},7.

L'eau minérale de Balaruc est *un membre de la famille à laquelle appartiennent les eaux de Wiesbaden et de Bourbonne-les-Bains.* Cette conclusion, que je formulais en finissant mon Mémoire sur l'ancienne source, a été confirmée par M. le professeur Chancel lorsque, à propos de l'analyse de l'eau de la source Communale, il a dit que les résultats obtenus par lui « démontrent que l'eau de cette source est une *eau thermale salée comparable à celles de Bourbonne et de Wiesbaden, et identique à l'eau de l'unique source depuis longtemps et actuellement exploitée à Balaruc-les-Bains.*»

En effet, la composition de l'eau de la source Communale, en tenant compte des éléments dosés par M. Chancel, est idén-tique à celle de l'ancienne source. J'ajoute que j'y ai recherché le brome, et qu'il y existe sensiblement en même quantité que dans l'ancienne et la nouvelle source. Celle-ci est donc aussi identique à l'eau de l'ancienne source. Toutefois il y a une différence entre la source Communale, la nouvelle source et l'ancienne. Cette différence, si elle ne réside pas dans la composition, est dans la thermalité. La température de l'ancienne source est bien plus élevée que celle des deux autres. Peut-on en inférer une infériorité thérapeutique de celle-ci? C'est ce que, dans l'intérêt de la vérité et dans celui bien entendu de Balaruc-les-Bains et de ses hôtes malades, il s'agit d'examiner.

La température moyenne de la source Bidon est de 19 à 20 degrés centigrades environ: elle est tempérée, c'est-à-dire ni froide ni thermale. Ce peut être là une excellente circonstance, puisque d'une part il suffira d'élever sa température d'un petit nombre de degrés seulement pour obtenir le bain tempéré (25 à 30 degrés), ou le bain chaud (30 à 38 degrés), et que d'autre part elle se trouve naturellement à la meilleure température pour certaines applications, les douches froides par exemple.

Le propriétaire s'est très-justement préoccupé des objections que l'on pourrait faire à cause de la nécessité où l'on est, dans son établissement, de chauffer l'eau pour les bains. Le chauffage, a-t-on dit, altère l'eau minérale et lui fait perdre ses propriétés thérapeutiques. Il y avait lieu d'examiner scientifiquement cette assertion.

Chauffage de l'eau minérale.—En premier lieu, il importe de faire observer que l'eau n'est pas chauffée par application directe de la chaleur du foyer. D'après mes conseils, le chauffage s'opère méthodiquement par le serpentinage. Le réservoir ou récipient dans lequel on élève la température de l'eau minérale est en maçonnerie dont toutes les faces sont garnies hermétiquement de plaques de verre. L'eau n'est donc pas en contact avec les matériaux de la maçonnerie. De plus, ce récipient est clos, c'est-à-dire que l'évaporation et les troubles qu'elle pourrait amener sont réduits au minimum.

L'eau minérale est amenée dans le récipient, qui est situé

au premier étage , à l'aide d'une pompe à feu. Là elle est portée à la température d'environ 40 à 50 degrés par la vapeur
circulant dans un serpentin. Par là on évite sûrement les coups
de feu, en même temps que le massif de la maçonnerie du réservoir ou récipient est nécessairement à une température inférieure à celle de l'eau contenue. Enfin, par surcroît de précaution,
l'on ne chauffe jamais que l'eau qui est nécessaire au service, et
à mesure des besoins. On soustrait ainsi l'eau au chauffage pendant les temps morts.

Dans chaque bain, il entre environ 200 litres d'eau minérale
chauffée comme il vient d'être dit ; le reste est de l'eau minérale
naturelle.

Cela posé, j'ai cherché à me rendre compte du genre de
modification qu'à la rigueur le chauffage, dans ces conditions,
pourrait faire éprouver à l'eau minérale de la source Bidon.

*La température à laquelle l'eau minérale de la source Bidon
est portée pour l'usage balnéaire n'y provoque aucune altération.* J'ai porté l'eau minérale à la température de 60 degrés,
dans une fiole, et je l'ai ensuite enfermée dans une bouteille qui
a été bouchée. Six mois après, l'eau était aussi limpide que le
premier jour. Je dis qu'il en devait être ainsi. En effet, les seuls
principes minéralisateurs de cette eau que la chaleur pouvait
altérer, sont les bicarbonates de chaux et de magnésie, et les seuls
principes qui en pouvaient disparaître sont les gaz acide carbonique, azote et oxygène. Mais on sait qu'il est nécessaire de faire
bouillir pendant longtemps l'eau que l'on veut priver d'air, et
que ce n'est que par une ébullition prolongée que les bicarbonates des terres alcalines laissent dégager la moitié de leur acide
carbonique, tandis qu'il se précipite des carbonates insolubles.
Or, nous venons de voir que l'eau minérale chauffée reste limpide, ce qui ne pourrait avoir lieu si elle avait perdu de l'acide
carbonique. Le raisonnement et l'expérience sont donc d'accord
pour affirmer que le chauffage méthodique ne modifie pas la
constitution de l'eau minérale de la source Bidon. En serait-il
autrement de celle qui a été chauffée par le serpentinage à vapeur
dans le récipient clos?

Vers la fin du mois d'octobre 1872, j'ai rempli une bouteille de l'eau minérale qui avait été chauffée dans le récipient, et telle qu'elle arrivait dans les baignoires ; après l'avoir bouchée, je l'ai conservée dans mon laboratoire jusqu'au mois de mars 1873 : elle était restée limpide, aucun dépôt ne s'y était formé Enfin l'analyse a démontré qu'elle n'avait réellement subi aucune altération. J'y ai déterminé, à la fin du mois de mars, les parties fixes qu'elle laisse par évaporation et dessiccation à 100 degrés, ainsi que l'acide sulfurique, le chlore et la chaux. J'ai trouvé, par litre :

Matériaux fixes séchés à 100 degrés...	9,520
Acide sulfurique.....................	0,635
Chlore	4,370
Chaux..............................	0,686

J'ajoute que j'y ai pu également découvrir le brome. Ces dosages, comparés aux nombres fournis par l'analyse de l'eau minérale naturelle, suffisent pour affirmer que, dans les conditions du chauffage tel qu'il se pratique à l'établissement Bidon, l'eau de la source minérale ne subit aucune altération appréciable capable d'amener une perturbation dans ses propriétés thérapeutiques.

La découverte de la source Bidon constitue une nouvelle richesse pour la station thermale de Balaruc, non-seulement par la nature de ses eaux , mais aussi par son abondance, qui peut suffire à une vaste exploitation.

Nous avons vu, par le travail de M. Aguillon, que cette source ne fournit pas moins de 200,000 litres d'eau minérale par 24 heures, mais qu'elle pourrait, n'étant pas en charge, en débiter bien davantage. Si à ce grand volume d'eau on ajoute ceux que donnent les deux autres sources actuellement exploitées, on arrive à un chiffre vraiment énorme et tel que Balaruc pourrait ne le céder à aucune autre station thermale analogue. Que serait-ce si on voulait utiliser les sources qui existent dans le périmètre des sources actuelles, et dont M. le Dr Crouzet avait parfaitement et depuis longtemps signalé l'existence !

Je voudrais, sans sortir de la situation présente, montrer comment les nouvelles sources, et spécialement la source Bidon, sans nuire à l'ancienne source, lui procureraient une plus grande valeur et importance.

Il est nécessaire de chauffer l'eau minérale de la source nouvelle pour l'usage balnéaire. Nous avons vu que le degré de chaleur nécessaire pour l'amener à la température voulue ne l'altérait en aucune façon. Mais on n'atteint le but qu'en faisant une dépense que l'on pourrait supprimer si l'on voulait s'entendre.

D'un autre côté, la source ancienne est à une température trop élevée pour que ses eaux puissent être directement appliquées aux divers usages auxquels elles sont destinées. Il est nécessaire de la faire monter dans des réservoirs de réfrigération. Il faut plus de temps pour qu'elle se refroidisse qu'il n'en faut pour porter l'eau de la source Bidon à la température convenable. On peut se demander sérieusement si l'élévation de l'eau minérale chaude et son déversement dans les réservoirs n'amènent pas une déperdition de gaz plus considérable, et par suite une altérabilité plus facile de l'eau pendant la longue durée du refroidissement? Admettons, si l'on veut, que l'altération soit de peu d'importance : c'est dans tous les cas un inconvénient.

Supposons maintenant que les deux sources, la froide et la chaude, soient à la disposition du même public. Quelles ressources n'y trouveraient pas les médecins, suivant les indications? Je néglige volontairement cette face de la question, pour ne considérer que les avantages des malades et des applications.

Les deux sources sont si semblables, que leur composition converge vers l'identité. En effet, il s'est trouvé des dosages de l'eau de l'ancienne source qui ne fournissaient pas plus de matériaux que l'eau de la nouvelle. Ainsi, Brongniart n'avait trouvé que $9^{gr},25$, Saintpierre $7^{gr},76$, et MM. Marcel de Serres et Louis Figuier $9^{gr},28$ de principes minéralisateurs par litre d'eau de l'ancienne source. La composition d'une eau minérale, tout en restant semblable à elle-même, peut varier dans certaines limites peu étendues ; mais elle peut varier, et je ne serais pas surpris que la somme et les proportions des principes minéralisateurs de

2

la source Bidon n'atteignissent celles de l'ancienne source. Encore une fois, dans ces termes, la composition des eaux minérales des deux sources est la même.

Cela posé, si les deux établissements se prêtaient un mutuel appui, tous les désavantages que l'on peut constater aujourd'hui, et, je me hâte de le dire, qui ne portent guère que sur la question économique, se trouveraient éliminés, au grand profit des malades. En effet, l'ancien établissement n'aurait pas besoin d'appareils de réfrigération, et celui de M. Bidon d'appareils de chauffage. La source Bidon fournissant l'eau froide nécessaire pour amener celle de la source thermale à la température voulue pour les bains ou pour les douches, les malades seraient ainsi assurés qu'ils emploient les eaux telles qu'elles sourdent du sol. D'un autre côté, on sait que la durée d'un bain est en rapport avec sa température. Un bain prolongé suppose toujours un degré de chaleur tempérée et égale. On sait aussi que le meilleur moyen d'obtenir une température uniforme dans un bain, ce qui est d'un haut intérêt dans un grand nombre de cas et surtout lorsqu'il s'agit des maladies traitées à Balaruc, consiste dans l'emploi de piscines ou de baignoires où l'eau se renouvelle sans cesse. Mais, pour atteindre ce but, il est nécessaire de disposer de très-grands volumes d'eau minérale. L'utilisation des deux sources, dont les eaux seraient mélangées dans un réservoir commun d'où elles seraient débitées dans les baignoires, rendra possible un progrès aussi désirable, et sur les avantages duquel il n'est pas besoin d'insister.

Telles sont les réflexions que m'ont suggérées les travaux que j'ai exécutés sur les sources de Balaruc-les-Bains et que l'état présent de ses établissements m'ont inspirées. On est vraiment désolé que de si précieuses· ressources et bien d'autres soient si mal et si incomplètement utilisées et exploitées.

Ah ! que les Allemands et leurs gouvernements savent tirer un bien meilleur parti de leurs ressources, en ce genre comme en bien d'autres ! Depuis longtemps ils ont su utiliser et donner de la vogue à leurs eaux minérales, même à celles dont la valeur est la

plus mince. Partout, à côté de la source minérale la plus insigni-
fiante ils ont su créer un centre où ils attirent les étrangers et
leurs richesses. Ils sont si ingénieux à faire valoir leurs moindres
trésors comme leurs moindres qualités ! Les travaux de leurs chi-
mistes sur leurs eaux minérales sont innombrables, et ils savent
les encourager; car tout cela se traduit pour leur pays en gains assurés et pour leurs savants en considération. Liebig lui-même,
Bunsen et tant d'autres ne dédaignaient pas de semblables travaux,
pourtant si fastidieux. Comme ils savent par toutes sortes d'appâts
amener et retenir les baigneurs, ils mettent à profit l'attrait de
leurs installations balnéaires, du confort de leurs hôtels, des sites
les moins pittoresques qu'ils savent embellir à propos. Rien ne leur
coûte dans cette direction, sachant bien que tout cela leur sera
payé avec usure. Vraiment ils inspirent l'admiration, et ils méri-
tent d'être imités. Quand donc, nous Français, avec cette éner-
gie et cette ténacité des Allemands, voudrons-nous profiter des
véritables biens dont la nature nous a si richement dotés ?

A Wiesbaden, dont les eaux sont si semblables à celles de
Balaruc, mais qui toutes sont thermales et généralement plus
chaudes que la source ancienne, sauf l'une, le *Faulbrunnen*, qui
est froide et à 13° seulement, mais différente de composition des
autres, à Wiesbaden il n'y a pas moins de trente établissements ou
hôtels où l'on donne des bains. Il y a des hôtels où l'on apporte
l'eau minérale dans des tonneaux, tant ils sont peu préoccupés
de sa conservation ! Ah ! si Wiesbaden avait, comme Balaruc, la
ressource que j'ai signalée plus haut, comme ses établissement se
hâteraient d'en profiter et d'en informer l'univers ! — Mais, non,
à Balaruc on se contrarie, au lieu de tendre vers un accroissement
que tout sollicite.

Je le demande en finissant, que serait-ce si la station alle-
mande avait les ressources qui ont été accumulées chez nous ?

On pourrait faire de Balaruc quelque chose sans analogue et qui
défierait la concurrence, et où les malades afflueraient dans des
proportions bien différentes d'aujourd'hui. Balaruc a l'immense
avantage d'être situé au bord de l'étang de Thau. Les marais

salants des salines de la Méditerranée en sont voisins. On peut vraiment se demander si l'on a fait fructifier convenablement de pareils dons. La réponse, hélas ! est triste à faire. Les Allemands ne sont pas à imiter en tout ; mais, de grâce, faisons comme eux, et utilisons, au lieu de les gaspiller, les qualités et les richesses que le Ciel nous a départies !

Extrait du MONTPELLIER MÉDICAL. — 1873.

Montpellier. — Typogr. BOEHM et FILS.

www.ingramcontent.com/pod-product-compliance
Ingram Content Group UK Ltd.
Pitfield, Milton Keynes, MK11 3LW, UK
UKHW031705170726
13836UKWH00001B/38